DE LA DYNAMOSCOPIE

DANS

L'HÉMORRHAGIE CÉRÉBRALE,

PAR

M. LE DOCTEUR COLLONGUES.

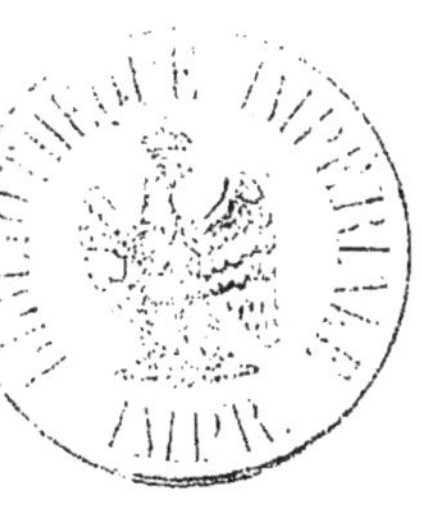

PARIS
TYPOGRAPHIE DE HENRI PLON,
IMPRIMEUR DE L'EMPEREUR,
RUE GARANCIÈRE, 8.

1859

DE LA DYNAMOSCOPIE

DANS

L'HÉMORRHAGIE CÉRÉBRALE,

PAR M. LE DOCTEUR COLLONGUES.

PREMIÈRE PARTIE.

Je divise les onze observations que je vais rapporter en trois catégories :

Première catégorie. — Observations d'hémorrhagie cérébrale qui se terminent par la mort peu de jours après l'attaque.

Deuxième catégorie. — Observations d'hémorrhagie cérébrale dans lesquelles les personnes atteintes survivent avec une paralysie.

Troisième catégorie. — Observations d'hémorrhagie cérébrale foudroyante.

Première catégorie.

Obs. I. — Le 16 novembre 1856, à six heures du soir, Mme L..., âgée de soixante et onze ans, venait de terminer son déjeuner, lorsqu'elle fut prise d'un étourdissement et tomba sans connaissance au milieu de la chambre. La domestique n'a pas eu assez de forces pour mettre Mme L... au lit; il a fallu trois hommes pour arriver à ce résultat, car Mme L... est excessivement grosse et grande. Elle est d'une constitution sanguine très-pléthorique. Arrivé quelques minutes après l'accident, je m'empresse d'examiner s'il n'y a pas paralysie d'un côté ou de l'autre, et je trouve le côté droit dans un état de complète résolution. Plus de sentiment, plus de mouvement de ce côté. Le côté opposé conserve le mouvement soit spontanément, soit provoqué en remuant les membres de la malade. La bouche est déviée du côté paralysé. La face exprime un caractère de stupeur et d'hébétude ; la respiration est douce, l'intelligence nulle ; la circulation ne paraît pas modifiée. 75 pulsations régulières par minute.

Auscultation dynamoscopique. — Côté droit, bourdonnement nul ; petillement vague. Côté gauche, le bourdonnement semble paraître et disparaître ; petillement assez fort. Une saignée très-copieuse est pratiquée ; un lavement avec gros sel est administré.

Le soir, l'état est le même.

Auscultation. — Côté droit, bourdonnement très-vague et très-sourd ; petillement nul.

Le 17, l'intelligence n'est pas revenue ; la respiration est bruyante et difficile. Le mouvement est conservé du côté gauche et nul du côté droit. La malade n'entend rien, même quand on crie très-fort dans son oreille. Les yeux sont ouverts et semblent fixer quelque chose. Le pouls est plus fébrile ; 88 pulsations.

Auscultation. — Côté droit, bourdonnement petit, profond, vague ; petillement nul. Côté gauche, bourdonnement assez distinct ; il disparaît ; petillement petit.

Traitement. — Une purgation, et sangsues aux tempes.

Vers midi, le bourdonnement et le petillement nous ont donné les mêmes résultats.

Le soir, la fièvre est plus intense ; 110 pulsations. La rougeur de la face n'a pas diminué ; la respiration est devenue bruyante ; la malade a fait dans son lit et elle ne remue que sa main gauche, avec laquelle elle semble quelquefois chercher quelque chose. Le sentiment est nul du côté paralysé, et assez vague de l'autre côté.

Le thermomètre indique 36° sous l'aisselle de chaque côté.

Auscultation. — Côté droit, bourdonnement et petillement nuls ; côté gauche, *id.*

Le 18 au matin, la respiration est devenue bruyante, et la figure a pris le caractère hippocratique ; la malade sue. Le pouls est assez fréquent, 104 pulsations ; il est plein. L'intelligence n'est pas revenue. La déglutition est difficile. Il sort continuellement du mucus par le nez et par la bouche. L'agonie s'est prolongée jusqu'à la nuit suivante.

L'auscultation dynamoscopique, faite trois fois dans cet intervalle de temps, n'a montré que les mêmes absences de bruits.

Obs. II. — M. C..., rue du Petit-Parc, à Passy, ancien sous-intendant militaire en retraite, perd connaissance le 9 juillet 1857, après avoir dîné, et tombe à terre. M. C... avait eu une attaque d'apoplexie cérébrale treize mois auparavant. Il avait eu une hémiplégie gauche qui s'était dissipée. Arrivé auprès du malade une demi-heure environ après l'accident, je le trouvai dans l'état suivant : il est couché sur le dos ; la face est congestionnée, grimacée ; la respiration est bruyante et le coma profond. Si l'on parle fort, il entend, car il indique le lieu où se trouve une clef dont on a besoin. Il y a des soubresauts très-violents dans les muscles du côté droit ; le côté gauche est dans une résolution complète. La sensibilité paraît nulle des deux côtés, aux bras ainsi qu'aux membres inférieurs. Pouls à 95 pulsations, dicrote.

Le thermomètre indique 30° à la voûte crânienne, 35 sous les aisselles des deux côtés.

Auscultation dynamoscopique. — Du côté droit, bourdonnement sourd, embarrassé, il baisse et disparaît. Petillement petit, très-fort et très-fréquent. Du côté gauche, bourdonnement petit, égal, continu, très-faible.

Traitement. — 15 sangues à l'anus ; sinapismes aux membres inférieurs ; tisane de chiendent miellée.

A neuf heures du soir, coma complet. On ne peut arracher une parole au malade. L'intelligence est complétement perdue ; la respiration n'est pas embarrassée, mais on entend à chaque inspiration un ronflement très-fort ; il n'y a plus de soubresauts dans les tendons. Le mouvement est perdu des deux côtés. Lorsqu'on a élevé le bras droit ou le bras gauche, ils retombent sur le lit comme des masses inertes. La sensibilité est également perdue, car on ne voit aucun signe de sensation se produire, à moins d'un pincement très-fort de la peau des mains, des avant-bras, des bras. Pouls à 110 pulsations, plein, non résistant. Le côté droit est moins embarrassé que le côté opposé.

Auscultation. — Côté droit, bourdonnement sourd, embarrassé, inégal, lent ; il baisse et devient très-profond et très-rare ; petillements très-rares. Côté gauche, bourdonnement et petillement presque nuls.

Traitement. — Purgation avec l'huile de ricin ; lavement avec sulfate de soude.

Le 10 juillet, l'état n'a pas changé ; le malade est resté dans la même position que la veille. Le coma est aussi profond ; l'auscultation de la poitrine ne permet de constater aucun râle ; les battements du cœur sont sourds, profonds ; le pouls est petit et fréquent. Le mouvement et la sensibilité sont dans le même état que la veille ; le malade est allé dans son lit sans s'en apercevoir. Il peut boire sans difficulté, mais il ne paraît pas le désirer, car il refuse la cuillerée qu'on lui présente. Pouls à 115 pulsations ; il est encore fort et résistant.

Auscultation. — Côté droit, bourdonnement sourd, embarrassé, plus fort que celui du côté gauche ; il est inégal et lent ; petillements rares, avec le caractère que j'ai appelé *éteint*. Côté gauche, bourdonnement petit, plus développé que la veille, éteint, faible, mais continu ; petillement nul.

A dix heures du soir, il n'y a pas de mieux. La boisson est prise avec plus de difficulté ; la respiration est plus fréquente et plus bruyante ; quelques râles sibilants se font entendre à l'auscultation, le coma existe toujours, ainsi que l'absence d'intelligence, de sensibilité et de mouvement. Il y a eu quelques selles assez copieuses. Le pouls est devenu plus petit et plus irrégulier.

Auscultation. — Côté droit : bourdonnement presque nul ; on l'entend mieux à certains moments ; il est excessivement faible ; petillement nul. Côté gauche : bourdonnement très-petit, aussi peu développé que de l'autre côté et souvent non entendu ; petillement nul. Des deux côtés les absences de bourdonnement sont de longue durée.

Le 11 juillet, M. C... est à l'agonie ; respiration latente ; figure décomposée ; pouls complétement irrégulier ; râles sibilants ; ronflements et mucosités remplissant toute la poitrine. On s'attend à une mort prochaine, qui arrive en effet à deux heures de l'après-midi.

Auscultation. — Bourdonnement nul des deux côtés, ainsi que le petillement.

Obs. III. — Mme M...., cinquante-six ans, est d'une constitution assez délicate. Elle a eu quatre attaques d'apoplexie avec hémiplégie du côté gauche. Dans le moment actuel, elle éprouvait beaucoup de gêne pour marcher, et souvent sa tête paraissait être très-affaiblie ; elle ne pouvait parler qu'avec la plus grande difficulté.

Le 6 septembre 1857, elle s'est levée comme à l'ordinaire et s'est occupée toute la journée. Ce n'est qu'après le dîner, vers six heures, qu'elle a éprouvé de la céphalalgie et que son langage est devenu diffus ; à six heures et demie, elle perdait connaissance complétement et était frappée d'une nouvelle attaque d'apoplexie. On vint me chercher, et lorsque j'arrivai, je la trouvai dans l'état suivant : Elle est couchée sur le dos ; la peau est moite dans toute sa surface ; toute la face est congestionnée ; les yeux sont saillants et comme sortant de leur orbite ; ils sont très-rouges ; le pouls est assez fort et très-fréquent ; le côté gauche offre du mouvement quand on pince la peau. La paralysie est complète du côté droit. La respiration est très-difficile ; les sons sont très-mal articulés; la malade paraît ne pas entendre, et elle avale avec une très-grande difficulté. La percussion et l'auscultation donnent des signes négatifs. Il est impossible de voir la langue. Il y a des selles involontaires.

Le thermomètre indique 36° entre les cuisses et 37° sous l'aisselle des deux côtés.

Auscultation dynamoscopique. — Côté droit, bourdonnement assez net et distinct; il est tantôt fort, tantôt faible; mais, il y a des intervalles très-longs de disparition. Côté gauche : bourdonnement le plus souvent vague, caché et nul.

Traitement. — Saignée de 500 grammes; sinapismes promenés sur les membres inférieurs ; diète absolue ; eau sucrée.

Le 7 au matin, les convulsions ont diminué après la saignée, mais elles ont continué jusqu'à trois heures du matin. Alors la malade a paru engourdie d'un sommeil comateux. Le pouls est plus faible, 108 pulsations. La malade ne paraît pas souffrir. La sensibilité est exagérée au côté gauche et nulle du côté droit. Elle ne donne aucun signe de connaissance. La déglutition est très-difficile ; c'est à peine si la malade peut avaler quelques tasses de tisane.

Auscultation. — Bourdonnement affaibli des deux côtés; on ne l'entend presque plus aux extrémités digitales.

Le soir, les symptômes se sont aggravés encore , et la malade est insensible à tout; la figure se décompose. Le pouls est irrégulier et détraqué. Le bourdonnement n'existe plus aux doigts. J'ai pu alors faire une remarque que j'avais déjà faite chez une autre malade quelques heures avant la mort : c'est qu'en écoutant les deux régions latérales du crâne avec le dynamoscope, il existait un côté où le bourdonnement était plus fort que de l'autre côté, et de ce côté le bourdonnement était comme tremblotant.

La mort a lieu le 8 septembre, vers trois heures du matin.

Obs. IV. — Mme V..., âgée de soixante-cinq ans , est frappée d'une attaque d'apoplexie cérébrale le 23 août 1858, à quatre heures du soir. Cette dame était venue de Bordeaux pour passer la saison d'été à Passy. En revenant d'une course à Paris, elle est prise subitement dans les Champs-Élysées de tournoiements de tête; les jambes semblent lui refuser le mouvement. Grâce à une amie qui l'accompagnait, elle a pu monter dans une voiture, et être ramenée chez elle à quatre heures du soir. Appelé à cinq heures, je trouvai Mme V... dans l'état suivant : elle est couchée sur le dos; la figure est rouge, tuméfiée, l'œil ouvert, et il est facile de se convaincre en approchant de très-près une allumette enflammée qu'elle n'y voit plus. La respiration ne paraît pas gênée. Je crie très-fort pour lui faire plusieurs questions; elle reste immobile et sans parole. En examinant le côté droit, je le trouve complétement privé de mouvement et de sentiment. Le côté gauche n'est pas paralysé. Ainsi elle remue sans cesse la main gauche, et la porte souvent à sa tête et à sa bouche. Lorsqu'on la pince, elle s'en aperçoit, et crie ou se retire brusquement. Elle n'a pas eu de selle. Le pouls est plein, fort; 75 pulsations.

Auscultation dynamoscopique. — Côté droit, bourdonnement et petillement nuls; côté gauche, bourdonnement et petillement nuls.

Traitement. — Saignée.

A dix heures du soir, même état.

Auscultation. — Bourdonnement et petillement nuls des deux côtés. A la tête, le bourdonnement et le petillement ne sont pas entendus.

Le 24, la malade reste plongée dans un coma profond. Rien ne la réveille, quelque bruit que l'on fasse. La saignée de la veille n'a rien produit; la malade semble plus affaissée; elle a beaucoup transpiré.

Le thermomètre indique 37° entre les cuisses et aux aines, 37 sous les aisselles, 32 à la voûte crânienne et 36 à la région épigastrique.

Auscultation. — Bourdonnement et petillement nuls des deux côtés.

J'ai visité quatre fois Mme V... dans la journée, et chaque fois l'auscultation dynamoscopique a été la même.

Traitement. — Sangsues et une purgation.

Le 25, les lavements purgatifs et la purgation ont amené des matières fécales abondantes. Aucun changement dans l'état antérieur; il y a eu une fréquence plus grande dans le pouls et plus de faiblesse. La malade est toujours dans un état comateux. Le côté droit n'est pas plus sensible et reste paralysé; elle peut continuellement remuer le côté gauche. Elle urine et va dans son lit.

Trois fois dans cette journée j'ai visité Mme V..., et trois fois à des heures bien différentes. J'ai toujours trouvé absence de bourdonnement et de petillement des deux côtés.

Le 26, à sept heures du matin, la malade meurt.

Auscultation deux heures après la mort. — Bourdonnement excessivement faible à la région précordiale. Il n'existait pas ailleurs.

De cette première catégorie d'observations, on peut déduire que, lorsque dans l'hémorrhagie cérébrale la mort n'est pas instantanée, mais qu'elle suit de près le moment de l'attaque, depuis

la première heure jusqu'au troisième, quatrième ou cinquième jour :

1° Le bourdonnement peut rester supprimé pendant tout le temps de la vie aux extrémités digitales et des deux côtés, soit du côté paralysé, soit du côté non paralysé.

2° Le bourdonnement peut exister par exception du côté paralysé et ne pas exister du côté non paralysé.

3° Le bourdonnement peut ne pas exister du côté paralysé et exister du côté non paralysé.

4° Enfin, le bourdonnement peut exister des deux côtés. Quelques heures avant la mort, ordinairement le bourdonnement se supprime complétement à l'extrémité des doigts. Les petillements sont rares, petits, éteints et souvent très-vagues.

5° L'auscultation, localisée à la tête, y montre un bourdonnement très-fort et normal. Il peut être plus fort d'un côté que de l'autre. Ce bourdonnement peut être plus fort en un point de la voûte crânienne.

Deuxième catégorie.

Cette catégorie comprend tous les cas d'apoplexie suivie d'hémiplégie avec conservation de la vie.

Obs. I. — M. le baron de J... habitait Passy depuis longtemps, et allait tous les jours à Paris pour ses affaires. Un jour, le 2 janvier 1857, vers trois heures de l'après-midi, il ne peut plus avancer, il sent ses jambes lourdes, se traîne comme il peut jusqu'au premier corridor qu'il rencontre, et tombe sans pouvoir bouger. Ce ne fut que quelque temps après qu'il put appeler à son secours, demander une voiture et donner son adresse. Il fut transporté à son domicile, et je fus appelé. Je constatai une paralysie complète du côté gauche, insensibilité des membres supérieurs et inférieurs, ainsi que du côté droit; la figure grimaçant et la lèvre déviée du côté paralysé; la langue est embarrassée, mais non paralysée, car M. de J... peut nous exprimer tout ce qu'il éprouve. La vue est assez nette; il y a pourtant un affaiblissement du côté gauche. Nul phénomène précurseur n'avait annoncé l'irruption de cette maladie. L'état de l'intelligence m'a paru sain; la respiration est libre; le pouls indique 80 pulsations, il est plein, régulier.

Auscultation dynamoscopique. — Côté droit, bourdonnement fort, égal, régulier comme dans l'état normal; petillement distinct, rare.

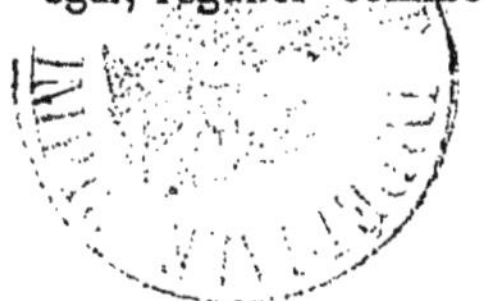

Côté gauche, bourdonnement tantôt imperceptible, et quelquefois comme s'il existait légèrement, petillement éteint.

Une saignée est pratiquée.

Le soir, l'auscultation dynamoscopique donne les mêmes résultats.

Le 3 janvier au matin, M. le docteur Vosseur vient voir le malade, et nous pensons avoir à traiter une hémorrhagie cérébrale. L'état n'a pas changé depuis la veille. M. J... conserve toute son intelligence. La paupière supérieure gauche est plus affaissée; le malade peut parler; il n'est pas allé à la selle. Nous sommes d'avis de ne pas insister sur l'émission sanguine et de donner de l'eau de Pulna, en renouvelant fréquemment les sinapismes sur les extrémités inférieures.

Auscultation. — Côté droit : bourdonnement comme à l'état normal; petillement comme à l'état normal. Côté gauche : sourd, vague ou non entendu.

Le soir, le bourdonnement et le petillement sont comme dans l'auscultation pratiquée le matin.

Le 4, M. de J... est dans la même situation; le pouls n'est pas aussi élevé; la parole est plus facile; cependant le malade se fatigue vite et ne peut entretenir une conversation soutenue.

L'auscultation dynamoscopique fournit les mêmes résultats, c'est-à-dire qu'il y a une grande difficulté à saisir le bourdonnement du côté paralysé, tandis qu'il est facile de le distinguer du côté opposé. Nous avons ausculté les deux bras et les deux avant-bras comparativement.

Le bourdonnement du côté paralysé nous a toujours paru inférieur, et il ne nous était pas même souvent possible de l'entendre; du côté opposé, il est toujours resté évident.

Nous n'avons rien noté de particulier sous le rapport du bourdonnement et de la guérison jusqu'au 20 janvier.

Depuis ce moment seulement, la paupière supérieure gauche a commencé à se relever, et il nous a semblé remarquer un léger mouvement imprimé à l'épaule gauche par les efforts de la volonté; du reste, le malade, qui ne sentait pas du tout le côté paralysé jusque-là, a commencé à sentir la partie supérieure du bras.

Auscultation. — Côté droit : bourdonnement normal; petillement normal. Côté gauche : bourdonnement sourd, profond, obscur et nul; petillement parfois très-fort et très-distinct.

L'auscultation du bras nous permet d'entendre un certain bruit à la partie supérieure.

Nous permettons à M. de J... de se lever, et il a commencé à manger,

Comme unique traitement, nous avons employé la pommade à la strychnine en frictions.

Le 1er février, M. de J... est allé auprès de son feu, porté sur un fauteuil, et il a pu rester levé pendant trois heures sans éprouver une trop grande fatigue. Un sinapisme, appliqué au moment de l'attaque et resté trop longtemps, a produit une plaie difficile à guérir et qui fait beaucoup souffrir le malade. A notre visite, nous trouvons M. de J... levé et nous avons avec lui une longue conversation, sans qu'il en soit fatigué. La paupière du côté gauche n'est plus paralysée et suit les mouvements de la volonté. Les mêmes souffrances se font sentir dans le bras gauche et semblent se prolonger jusqu'à la main. M. de J... essaye de marcher, et il ne peut se soutenir sur la jambe; mais le sentiment est revenu, et il la meut à volonté. Ainsi le sentiment et le mouvement sont revenus au membre inférieur.

Auscultation. — Côté droit : bourdonnement et petillement normaux. Côté gauche : bourdonnement moins sourd et très-peu développé, comparativement à l'autre côté ; petillement rare et petit.

L'auscultation des membres inférieurs permet d'entendre le bourdonnement dans les parties où antérieurement il n'existait pas.

Le 15, M. de J... se lève tous les jours; il a pris deux repas par jour, et peu à peu il a pu s'appuyer sur le membre inférieur gauche. Il ne lui est pas encore possible de marcher.

Auscultation. — Côté droit : bourdonnement à l'état normal. Côté gauche : bourdonnement toujours plus profond, et quelquefois on ne le distingue pas.

Le 30, nous avons fait faire des béquilles, et, avec ce soutien, M. de J... peut faire à grand'peine quelques pas. Tous les jours nous le faisons s'exercer et plusieurs fois par jour; il peut actuellement rester levé presque toute la journée, manger avec sa famille et écrire. Le bras est toujours paralysé ; il ne peut lui imprimer aucun mouvement. Il y a quelquefois dans la nuit un soubresaut, et il en souffre beaucoup.

Auscultation. — Côté droit : bourdonnement normal, petillement idem. Côté gauche : bourdonnement petit, assez évident, mais profond et régulier.

Dans le mois de mars, M. de J... a pu marcher seul et à l'aide d'un bâton ; mais il a toujours conservé la paralysie du membre supérieur gauche. Aussi l'auscultation dynamoscopique de ce côté nous a toujours fourni une diminution très-grande du bourdonnement, bien qu'il n'y ait pas eu absence totale et qu'il soit devenu de plus en plus net de ce côté.

Obs. II. — M. P... est employé dans une teinturerie de Passy comme caissier depuis cinq ans. Il est chargé de temps en temps de faire des recouvrements et d'aller faire quelques courses. Pendant qu'il était en tournée, le 30 octobre 1857, il sentit ses jambes plier; n'étant pas loin de sa demeure, il voulut y retourner. Il a mis une demi-heure pour faire trente pas, et, arrivé chez lui, la concierge et un domestique sont parvenus à lui faire monter l'escalier, qu'il n'aurait pu gravir tout seul. Arrivé une heure après, je le trouvai dans l'état suivant: la langue est embarrassée; elle est déviée du côté gauche; le malade ne paraît pas du tout avoir perdu connaissance; les facultés intellectuelles ont toujours été dans un état parfait d'intégrité; la paralysie du côté gauche est complète; le côté droit n'est pas atteint; le malade remue la main, serre les petits objets, presse la main fortement. La paralysie est complète, tant aux membres supérieurs qu'aux membres inférieurs; la paupière gauche est affaissée et le malade ne peut lui imprimer de mouvement d'élévation. Les muscles sont flasques. La paralysie de la sensibilité est, dans ce cas, liée à la paralysie du mouvement. Nous avons beau pincer la peau, le malade n'exprime aucune souffrance, et cette anesthésie affecte tout le côté gauche. La bouche est déviée, la face est pâle. Le pouls est presque normal, un peu vif et fort: 75 pulsations. La respiration est normale, la déglutition n'est pas difficile, la peau est chaude.

Auscultation dynamoscopique. — Côté gauche, bourdonnement vague, obscur et presque nul; petillement petit, éteint, rare. Côté droit, bourdonnement fort, rapide, bruyant; petillement plus distinct et plus fréquent.

Une saignée est pratiquée; sinapisme et eau de Pulna, un demi-verre toutes les trois heures.

Le soir, à dix heures, même état que précédemment. Le malade n'a pu dormir; il a souffert de la tête.

Auscultation. — Côté gauche, bourdonnement sourd, vague ou nul; petillement rare. Côté droit, bourdonnement très-net et très-fort; petillement rare et éclatant.

Le 31, au matin, M. P... a beaucoup souffert du bras et de la jambe; il lui semblait qu'elles remuaient et qu'il les faisait agir. La tête est douloureuse du côté droit et sur les yeux. Il semble que M. P... parle mieux et plus distinctement. Il n'y a pas eu de garde-robe; la langue est chargée; les membres sont dans le même état que la veille; la résolution est complète. Il est impossible à M. P... de faire un seul mouvement ni avec son bras gauche, ni avec le membre inférieur correspondant.

Le thermomètre indique 36 degrés sous les aisselles, tant du côté droit que du côté gauche.

Auscultation. — Côté gauche, bourdonnement vague ou nul; petillement petit et peu distinct. Côté droit, bourdonnement fort et très-distinct, plus doux que la veille; petillement rare et fort. — Une purgation, une bouteille d'eau de Sedlitz. Les sinapismes sont promenés aux extrémités inférieures.

Le soir, le bourdonnement et le petillement des deux côtés présentent les mêmes caractères.

Le 1er novembre, il y a une légère amélioration. La parole n'est presque pas embarrassée, et la paupière supérieure du côté gauche ne tombe plus sur l'œil. Le malade a senti un fourmillement toute la nuit dans tout ce côté, et principalement dans la jambe. Il ne lui est pas possible d'exécuter un mouvement, malgré l'insistance qu'il y met. Il se plaint moins des reins. Il témoigne le désir de manger. Le pouls est fort, 90 pulsations. — Quelques sangsues sont appliquées, une à une, derrière les oreilles.

L'auscultation dynamoscopique est pratiquée sur tout le côté gauche. A l'extrémité des doigts, bourdonnement nul ou très-vague. Au poignet, bourdonnement nul; à l'avant-bras et au coude, également nul; au bras, vers la région de l'épaule, il est assez distinct; il est entendu vers le cou et l'épaule. Le petillement à l'extrémité des doigts est obscur. Sur le membre inférieur, le bourdonnement ne paraît pas distinct. Du côté droit, il paraît être normal partout, ainsi que le petillement.

Le 4, la fièvre a disparu et l'amélioration continue, car il y a eu deux mouvements involontaires dans la jambe gauche, et un volontaire très-léger. La main est restée dans le même état. La paupière supérieure du côté gauche suit les mouvements de la volonté. Le malade demande à manger; les selles ont été abondantes. La sensibilité est obtuse à la partie inférieure, et le malade se plaint quand on le pince un peu fortement. La main est insensible, mais non la partie supérieure du bras.

Auscultation. — Côté gauche, bourdonnement sourd, profond; petillement rare. Le bras fait entendre le bourdonnement à la partie supérieure. Côté droit, bourdonnement très-distinct et très-net; petillement fort.

Le traitement consiste en simples frictions avec l'eau de mélisse et des lavements purgatifs. Trois tasses de bouillon par jour pour régime.

Vers le 15 novembre, M. P... pouvait remuer la jambe gauche et la porter hors de ses couvertures. Il ne pouvait exécuter aucun mouvement avec la main. Du reste, la parole est facile; le malade est très-gai et demande à se lever. Nous permettons de le transporter sur un fauteuil. Les fonctions digestives s'accomplissent bien, les selles également, sous l'influence d'un peu de rhubarbe; il n'y a point de fièvre. Si nous ne réglions pas notre malade pour la nourriture, il mangerait autant qu'avant sa maladie.

Auscultation. — Côté gauche, bourdonnement sourd, profond; il nous a été possible de l'entendre sur tout le bras; petillement assez fréquent et petit, simple. Côté droit, bourdonnement distinct et fort, petillement fréquent.

Le 2 décembre, M. P... se plaint de fourmillements très-nombreux dans tout le côté paralysé; il éprouve pendant la nuit des soubresauts qui l'empêchent de dormir et qui font sauter la main paralysée. Du reste, il remue le bras vers l'articulation de l'épaule, mais il ne peut imprimer aucun mouvement à la main, et si on le pince, il n'éprouve aucune souffrance; il en est autrement lorsque l'on va plus haut, car il éprouve une sensation désagréable. A mesure que l'on avance vers le coude, le bras est sensible. Du reste, M. P... peut se lever et marcher pendant quelques instants dans la chambre, sans appui; il ne souffre pas de la tête; il peut lire et écrire sans trop de fatigue. Il fait deux repas sans assouvir sa faim; les digestions sont régulières. Les selles sont normales; il urine bien et naturellement. Nulle altération dans l'intelligence. Le pouls est excellent.

Auscultation. — Côté gauche, bourdonnement assez net, mais obscur; il est facile de l'entendre sur l'avant-bras, au tiers supérieur; petillement rare et simple. Côté droit, bourdonnement plus fort que du côté opposé; il est à l'état normal; petillement assez fréquent.

Vers le 15 décembre, nous commençons le traitement par l'électricité.

L'électricité est employée tous les jours, et chaque séance a duré de dix minutes à un quart d'heure.

Le 20 décembre, M. P... n'éprouve aucune modification sur le membre supérieur gauche par le contact de l'électricité. Son application a été de dix minutes. C'est au moyen de l'appareil Legendre et Morin que nous avons opéré. Le membre électrisé n'a rien éprouvé, et le malade n'a rien ressenti. Si cette application, au lieu d'être faite à l'avant-bras, est prolongée jusqu'au bras, les muscles se contractent et le malade s'en plaint. Du reste, M. P... se lève presque toute la journée ; il mange comme en état de santé, et son esprit n'éprouve aucune lassitude. Toute la nuit est assez tranquille ; il dort.

L'auscultation dynamoscopique est faite, et le bourdonnement du côté gauche, bien que l'on puisse l'entendre, est obscur et montre une grande différence avec le côté droit. Ce bourdonnement, écouté au moment de l'électrisation, n'éprouve pas de changement. Le petillement existe des deux côtés.

Le 12 janvier, M. P..., après avoir subi un certain nombre de séances d'électrisation, n'éprouvait aucune amélioration du côté de l'avant-bras et de la main. Il peut actuellement gravir les escaliers sans soutien ; il marche sans béquilles. La main est insensible et ne peut agir.

L'auscultation dynamoscopique est pratiquée, et il y a toujours les mêmes différences du côté gauche.

A cette époque, je me suis décidé à faire connaître ce fait à plusieurs confrères, et M. P... a eu l'obligeance de se rendre avec moi au Cercle de la presse scientifique, où plusieurs personnes se sont plu à examiner ce qu'il serait facile de distinguer dans tous les hôpitaux sur un hémiplégique quelconque.

Vers la fin de janvier, l'électricité n'ayant pas réussi, j'ai employé les bains de Baréges sans modifier la paralysie du bras gauche, et surtout celle de la main, qui reste toujours impotente.

La différence dans les bruits dynamoscopiques existe toujours ; seulement on trouve que du côté gauche le bourdonnement, qui reste petit, profond, sourd, devient moins vague, plus distinct.

Nous avons été obligé, à ce moment, de conseiller à notre malade de prendre des dispositions conformes à sa situation, et il a résolu de se retirer dans une maison de santé pour y terminer sa vie.

Nous avons eu, il y a peu de temps, des nouvelles de M. P..., et nous avons appris que rien n'était changé dans sa position.

Obs. III. — L... (Pierre), ébéniste, né à Paris, âgé de quarante-sept ans, entre à l'hôpital Saint-Eloi de Montpellier le 19 octobre 1856. Il est couché à la salle Saint-Gabriel, n° 12. La vie de L... est un peu désordonnée ; il aime les plaisirs et la table. Il a été porté à l'hôpital quelque temps après une perte de connaissance, et présentant tous les symptômes d'une hémorrhagie cérébrale. Au moment de notre visite, il est hémiplégique, et toute la maladie se renferme dans ce symptôme.

Auscultation, le 13 février. — Du côté non paralysé, bourdonnement continu ; petillement fréquent.

Le 15, bourdonnement distinct, continu, clair du côté non paralysé ; petillement normal. Côté paralysé, bourdonnement et petillement nuls.

Le 24, il y a quatre jours que le malade se lève dans la journée, mais les mouvements du côté paralysé sont abolis ; il ne peut faire usage de ses membres. L'amélioration n'est pas sensible.

Auscultation. — Côté gauche (non paralysé), bourdonnement normal ; petillement clair, petit, simple. Côté droit, bourdonnement et petillement nuls.

Le 27 au matin, même état.

Auscultation. — Côté gauche, bourdonnement clair, ordinaire, continu ; petillement simple et double. Côté droit, bourdonnement lointain, continu ; petillement nul.

Le 2 mars, bourdonnement et petillement distincts du côté gauche, nuls du côté droit.

Le 5, le malade va mieux, il se lève depuis le 29 février ; il est d'abord resté assis, puis il a pu faire quelques pas à l'aide d'une chaise.

Auscultation. — Côté gauche, bourdonnement fort, clair, légèrement sonore, mugissant ; petillement rare, simple, faible. Côté droit : avec une attention un peu vive, on distingue le bourdonnement ; il a le même timbre que de l'autre côté ; mais il est petit, profond ; petillement de temps en temps, simple, clair, de relâchement.

De ces trois observations, on peut déduire que dans cette deuxième catégorie d'observations, le bourdonnement suit une loi régulière.

1° Le bourdonnement, ou bien n'est pas entendu du côté paralysé et sur les parties paralysées, ou bien il est petit, profond, vague, obscur.

2° Le bourdonnement existe à l'état normal du côté non paralysé et sans variation, soit au moment de l'attaque, soit après.

3° Le bourdonnement, qui a été supprimé ou très-obscur du côté paralysé au moment de l'attaque, peut reparaître le jour suivant un peu plus fort, plus distinct. Il reste pourtant obscur et avec des caractères très-différents de celui du côté opposé pendant tout le temps de la paralysie.

4° Dans un membre paralysé, on peut suivre avec le dynamoscope, suivant la force du bourdonnement, les endroits plus ou moins paralysés, et quels sont les points où se limite la paralysie. Le petillement du côté paralysé y est petit, éteint.

M. le professeur Fuster (de Montpellier) est le premier qui ait expérimenté la dynamoscopie à l'hôpital Saint-Eloi. J'arrivai de Toulouse, en 1855, avec ces idées nouvelles, et depuis lors il n'est pas un service que M. Fuster ne m'ait rendu pendant mon séjour auprès de lui. Il m'est aussi agréable de rappeler souvent dans mes travaux le souvenir du maître qui a bien voulu, sans autre raison que l'amour de la science, me venir en aide par son amitié et son concours si dévoués. Il m'a aidé et secondé à classer toutes les expériences qui avaient été faites ou qui étaient à faire. Il engageait ses élèves à apporter dans cette étude le soin que réclament les choses qui n'ont pas encore reçu la sanction de tout le monde et qui ont besoin de nombreux examens. Voulant terminer l'année scolaire de 1856 par un service plus éclatant à la cause de la dynamoscopie, et voulant en quelque sorte mettre son nom à côté de tout ce qui lui paraît un progrès et un moyen de rendre service à l'humanité, il a consacré quelques conférences à ses élèves pour leur développer les expériences qui lui paraissaient les plus sérieuses et les plus remarquables, et il en a tiré les déductions les plus importantes. Dans ses appréciations, il n'a jamais voulu faire la théorie de la dynamoscopie, et il m'a conseillé de ne la faire que le plus tard possible. J'ai suivi ce conseil et je le suivrai longtemps encore, parce que je pense avec lui que les théories même les meilleures peuvent être fausses, tandis qu'un fait et les corollaires qu'on en peut déduire ont toujours une bonne raison d'être.

Troisième catégorie.

Obs. I. — François (Charles) entre à l'Hôtel-Dieu de Toulouse le 25 février 1855 ; il est couché au n° 6 de la salle Notre-Dame. Il y a quinze jours qu'il est devenu sourd ; il saigne du nez toutes les nuits. Jamais il n'a eu de maladie ; il lui semble qu'on lui parle continuellement à l'oreille ; la face est bouffie ; il n'a pas envie de vomir ; il est constipé. La fièvre est peu intense, 80 pulsations. Il se plaint sans cesse de la tête. Pas de toux. Rien n'est fourni par l'auscultation ni la percussion.

Auscultation dynamoscopique. — A l'extrémité des doigts, bourdonnement sourd, égal, continu, rapide. A la tête, bourdonnement plus fort, surtout du côté gauche. Le bourdonnement de la tête m'a paru digne de la plus grande attention.

Cette observation était recueillie à une heure de l'après-midi ; à deux heures, le malade est frappé d'une attaque d'apoplexie cérébrale. Je me transportai à l'instant même auprès de lui, et le trouvai dans l'état suivant : insensibilité complète de tout le corps ; râle trachéal avec sortie d'un mucus spumeux, sanglant, par les narines et la bouche. Le mouvement n'existait nulle part ; le malade avait eu plusieurs selles involontaires ; il était insensible à tout.

Auscultation dynamoscopique. — A l'extrémité des mains, absence de bourdonnement et de petillement. A la tête, bourdonnement excessivement fort et aussi évident qu'il l'est, à l'état normal, à l'extrémité des doigts.

Le malade meurt deux heures après le début de l'attaque.

Après la mort, le bourdonnement est resté obscur et vague sur toutes les parties du corps, excepté à la tête, où il est resté très-fort jusqu'à la troisième heure après la mort.

Le thermomètre indique à la tête 33°, au creux axillaire 35°, à la région épigastrique 31°.

Autopsie. — Caillot volumineux à la base du cerveau.

Obs. II. — Le 14 septembre 1857, M. B... était dans son lit et dormait depuis une demi-heure, lorsque tout à coup il se réveille en sursaut, crie qu'il étouffe et se lève pour aller chercher de l'air à une fenêtre de la chambre qu'il parvient à ouvrir. La gêne qu'il éprouve n'étant pas apaisée par l'air extérieur, il retourne auprès de son lit, s'assied sur son chevet et tombe après avoir perdu connaissance. On le couche, et on vient me chercher. Je me rends auprès de M. B... quinze minutes après l'accident, et aussitôt je le fais couvrir de sinapismes ; il est frictionné aussi fortement que possible avec de l'ammoniaque. L'auscultation du cœur me fait entendre quelques battements sourds et très-rares, quatre ou cinq par minute, et bientôt ils s'arrêtent pour ne plus reparaître.

L'auscultation dynamoscopique me donna les résultats suivants :

A l'extrémité des doigts, bourdonnement nul, ainsi que le petillement.

Vers la région épigastrique et précordiale, bourdonnement petit, lent, peu nourri, profond, peu distinct.

A la tête (côté droit), bourdonnement aussi fort qu'à l'extrémité des doigts chez un homme bien portant. Il est moins fort du côté gauche, quoique très-développé.

Cette auscultation me fit persister dans la médication la plus énergique qui pût être employée, et pendant une heure je cherchai à rappeler le malade à la vie. Tout fut inutile ; seulement le bourdonnement persista jusqu'à seize heures après la mort.

Le thermomètre indiqua 35° à la voûte crânienne ; 36° sous les aisselles et 35° à la région précordiale.

Obs. III. — Au mois de mai 1858, G..., rentier à Passy, à la suite d'une colère violente, se dirigeait, accompagné de deux de ses amis, chez le commissaire de police pour lui déposer une plainte, lorsqu'il tomba frappé de mort subite, à la deuxième marche de l'escalier qu'il descendait. J'arrivai auprès de lui vingt minutes après l'accident. L'auscultation dynamoscopique, pratiquée sur tous les points de la surface du corps, ne me permet de rien entendre. C'est le premier exemple que j'ai rencontré de l'absence totale du bourdonnement immédiatement après la mort. Les battements du cœur étaient nuls, la chaleur éteinte, la température sous l'aisselle est égale à 26°. Il est néanmoins digne de remarque que, lorsque j'ai pratiqué l'insufflation, il y a eu une expiration prolongée de très-longue durée, et un râle trachéal qu'il m'a été facile de reproduire dix ou quinze fois. La mort était réelle et instantanée.

Obs. IV. — M. E..., rue de la Tour, 52, à Passy, était couché depuis une heure, lorsqu'il s'agite, se penche sur le bord de son lit ; sa femme s'éveille, le retient au moment où il allait se laisser tomber, et reconnaît que son mari est mort. Elle crie au secours ; on vient me chercher, et j'arrive à l'instant même. C'est à peine s'il s'est écoulé dix minutes ; M. E..., au moment où j'arrive, est couché dans son lit, la figure très-pâle, la bouche entr'ouverte et fermée par de la mousse ; la respiration est nulle, plus de pouls ni de battements au cœur. J'essaye de le saigner, et quelques gouttes de sang seulement s'échappent par les ouvertures faites. Les frictions générales, l'ammoniaque promenée sous le nez, les pressions sur la poitrine, l'insufflation, rien ne peut rappeler la vie.

L'auscultation dynamoscopique est pratiquée, et offre les considérations suivantes :

Auscultation de la moitié du crâne du côté droit : bourdonnement aussi fort à cette région qu'il l'est à l'état normal ; le côté gauche du crâne présente un bourdonnement plus fort que du côté droit.

Toute la région pectorale et épigastrique offre un bourdonnement distinct et fort. Rien n'y masque ce bruit.

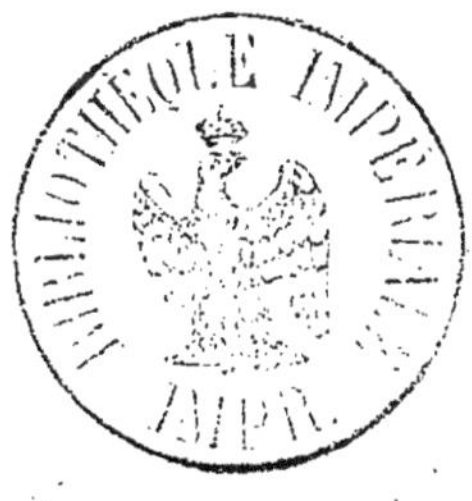

A l'extrémité des doigts du côté droit, le bourdonnement et le petillement m'ont offert des particularités excessivement remarquables ; tantôt je n'entends rien, tantôt j'entends un bourdonnement pareil à celui de la région épigastrique et non à celui du crâne, où il est presque le double plus fort, puis j'entends ce bourdonnement se supprimer brusquement pour reparaître plus tard. Le petillement existait, et il se présentait, par intermittences, assez rapproché et comme par fusées. A l'extrémité des doigts du côté gauche, absence totale de bourdonnement et de petillement.

Le thermomètre indique 36 degrés à la voûte crânienne, 34 sous l'aisselle, et 35 à la région précordiale. Une température égale aux mains.

De cette troisième catégorie d'observations on peut déduire que :

Après une attaque d'apoplexie foudroyante avec mort instantanée, le bourdonnement et le petillement peuvent disparaître exceptionnellement de toute la surface du corps. Il est plus fréquent d'entendre, à l'extrémité des doigts, quelques petites décharges de petillements, et surtout de distinguer, dans la première heure qui suit la mort, un bourdonnement très-fort, très-distinct dans toute la surface de la voûte crânienne ou sur un côté seulement. Le bourdonnement, sur les autres parties, est beaucoup plus petit et moins distinct. A l'extrémité des doigts, le bourdonnement peut exister ainsi que le petillement, et avec des caractères pareils à ceux que l'observation IV nous a donnés. Nous n'avons pas observé qu'il en fût ainsi dans les autres genres de mort, où il est plus fréquent d'entendre le bourdonnement vers la région épigastrique et précordiale, et de ne jamais l'entendre à l'extrémité des doigts.

SECONDE PARTIE.

La dynamoscopie dans l'hémorrhagie cérébrale prouve :

1° Que le bourdonnement n'est pas dû à la contraction musculaire ;

2° Qu'il n'est pas dû à la circulation sanguine ;

3° Qu'il n'appartient pas à la chaleur animale ;

4° Qu'il peut éclairer le diagnostic, le pronostic et le traitement.

Le bourdonnement appelé par les auteurs bruit rotatoire ou de contraction musculaire n'est connu de tous les médecins que comme un bruit produit par la contraction musculaire. Un grand nombre d'observations que je me propose de faire connaître peu à peu, l'étude assidue de ce bruit dans tous les états, soit physiologiques, soit pathologiques, m'ont rendu possible son entière connaissance ; aussi me semble-t-il naturel, autant que cela pourra paraître hasardé aux autres, de détruire avec assurance une opinion généralement accréditée, et de conclure que le bourdonnement n'est pas un bruit de contraction musculaire.

Je me propose de publier plusieurs séries d'observations de maladies, au point de vue de la manière d'être du bourdonnement dans chacune d'elles ; et, après en avoir tiré des déductions partielles, je démontrerai qu'on peut en tirer des lois générales et des conclusions que nous allons mettre en évidence.

Mais détruire une opinion généralement reçue n'est pas une raison pour que nous formulions de suite une théorie nouvelle du bourdonnement. Il est probable que nous n'aborderons pas de longtemps cette question, notre intention n'étant pas en ce moment de nous occuper de la nature du bourdonnement. Ce qui nous intéresse principalement, c'est de trouver, dans les applications pratiques de nos observations dynamoscopiques, une application utile aux praticiens autant qu'à la science elle-même. Nous y chercherons aussi un des premiers éléments de la science du pronostic, et il est probable que, le dynamoscope se perfectionnant, l'étude du bourdonnement prendra une importance telle dans cette partie de la pathologie si difficile, que cette science pourra peut-être se passer de tous les autres signes. Pour le moment, nous considérons l'auscultation dynamoscopique, au point de vue du pronostic, comme un moyen à ajouter à ceux que nous possédons, moyen qui, au besoin, peut servir à contrôler les autres.

Nous avons commencé cette série de recherches pathologiques

par l'étude de la dynamoscopie dans l'hémorrhagie cérébrale, parce que cette maladie est celle qui présente le plus d'intérêt et que son étude est facile pour ceux qui n'ont pas l'habitude du dynamoscope, et nous en avons déduit les conséquences suivantes :

1° *Le bourdonnement n'est pas un bruit de contraction musculaire dans l'hémorrhagie cérébrale.*

L'expérience sur laquelle on s'est basé pour dire que le bourdonnement, ou bruit rotatoire, est un bruit de contraction musculaire, est cette expérience de Wollaston : « Si vous mettez, dit-il, l'extrémité du doigt dans votre oreille, vous entendrez un bruit qui augmente avec le degré de la contraction des muscles qui le provoquent, de telle sorte que si vous voulez juger du degré de contraction d'un muscle, vous le pourrez par la force du bruit entendu. » Laënnec a répété les expériences de Wollaston, en y ajoutant celles d'Ermann, et il ne paraît pas entièrement convaincu que ces expériences soient vraies. Il admet cependant, comme Wollaston, que le bruit rotatoire est un bruit de contraction musculaire. M. Beau, dans la préface de son livre sur l'auscultation, fait remonter cette manière de voir à Jos. Lud. Boyer, dans un livre publié en 1760 (*Specimen physiologicum de perpetua fibrarum muscularium palpitatione.*) C'est ainsi que le bruit rotatoire est connu de tous les médecins comme un bruit de contraction musculaire.

Nous allons prouver que le bourdonnement n'est pas un bruit dû à la contraction musculaire dans l'hémorrhagie cérébrale.

Troisième catégorie d'observations. — *a.* Après la mort, dans le cas d'hémorrhagie cérébrale avec suppression immédiate de la respiration et des battements du cœur, si le bourdonnement était la conséquence des contractions fibrillaires insensibles du muscle, s'il y avait le moindre rapport avec la fibre musculaire et le bourdonnement, il faudrait que là où les muscles existent, le bourdonnement fût plus fort que dans les régions où il n'y en a pas, que là où la masse musculaire est plus forte le bourdonnement fût plus fort, et l'observation nous démontre que le bourdonnement est plus fort dans la voûte crânienne. Il est si fort dans ce point une demi-heure, une heure après l'accident, que jamais, dans la vie physiologique, il n'est entendu plus fort, même aux extrémités digitales; et à l'état physiologique, la voûte crânienne est la région où on l'entend le moins.

b. Si, après la mort, le bourdonnement dépendait de la contraction fibrillaire des muscles, comme les muscles ne changent jamais de place, il y aurait toujours un rapport exact entre le bourdonnement et la place des muscles ou leurs attaches, et jamais il ne pourrait y avoir de changement. Mais nous avons appris par expérience que le genre de mort influe sur le point où le bourdonnement est le plus distinct après la mort. C'est ainsi que dans l'hémorrhagie cérébrale foudroyante, nulle part la force du bourdonnement n'égale celle qu'il a dans la voûte crânienne. Dans la mort par une maladie du cœur, nulle part le bourdonnement n'est plus fort que dans la région précordiale, où il expire en dernier lieu, du reste, comme dans presque toutes les maladies.

c. Une observation (obs. III) nous a appris que dans un cas de mort subite, le bourdonnement avait disparu entièrement et immédiatement de toute la surface du corps; et cependant nous pouvions entretenir, à l'aide d'un soufflet, le mouvement de la respiration. Il suffisait d'une toute petite insufflation pour qu'il se fît immédiatement une expiration très-prolongée avec beaucoup de bruit, expiration beaucoup plus forte et plus prolongée que l'inspiration. Jamais le bourdonnement ne disparaîtrait subitement s'il se rattachait à la contraction musculaire.

d. Une observation enfin (obs. IV) qui semble prouver d'une manière évidente que le bourdonnement ne dépend pas, après la mort, de la contraction fibrillaire, est celle qui nous le montre existant par intermittences du côté droit à l'extrémité digitale, et n'existant pas du tout du côté gauche. Est-ce qu'il serait possible qu'il y ait d'un côté des contractions fibrillaires, tandis qu'il n'y en aurait pas du côté opposé, dans un cas de mort subite? Et cette observation nous rappelle tout ce que nous avons pu entendre durant la vie dans certains cas d'hémorrhagie cérébrale.

Première catégorie d'observations. — *a.* Nous avons vu un cas (obs. III) dans lequel, d'un côté, il y avait paralysie et bourdonnement, tandis que du côté opposé il n'y avait ni bourdonnement ni paralysie. Ce fait nous a paru une véritable exception. Il nous serait impossible de l'admettre si le bourdonnement suivait la contraction de la fibre musculaire. Donc le bourdonnement, dans ce cas, ne devait pas dépendre de ces contractions.

b. Il est assez commun de voir, dans un cas d'hémorrhagie cérébrale où la mort a lieu dans les premiers jours qui suivent l'attaque, le bourdonnement supprimé, tant du côté paralysé que du côté qui ne l'est pas; et pourtant la contraction musculaire se fait d'un côté et ne se fait pas de l'autre.

On pourra exciter la contraction en pinçant le malade, et alors, obéissant de ce côté non paralysé à l'excitation musculaire, il y aura mouvement, le bras se lèvera et les muscles se contracteront; mais on aura beau prêter l'oreille, le bourdonnement restera muet. Du côté opposé, aucune brûlure, aucune excitation quelconque ne produira de mouvement ni de contraction musculaire; et là, comme de l'autre côté, le bourdonnement restera muet. Donc la cause de sa production n'est pas plus d'un côté que de l'autre, et ne dépend pas de la fibre musculaire, qui se contracte d'un côté et n'agit pas de l'autre.

c. Dans quelques cas, l'observation montre la suppression du bourdonnement ou son abaissement considérable du côté paralysé, et les variations que l'on trouve du côté opposé dans les cas de maladies très-graves, c'est-à-dire un bourdonnement tremblotant qui baisse et disparaît. Est-ce que la contraction musculaire peut subir ces variations pendant une minute, alors même que le malade continuerait à contracter ses muscles? Donc, la contraction musculaire ne peut expliquer encore cette manière d'être du bourdonnement.

2° *Le bourdonnement n'est pas un bruit dépendant de la circulation sanguine.*

Première catégorie d'observations. — Pas une seule observation ne nous montre que le bourdonnement peut être en rapport avec la circulation : soit que le bourdonnement se supprime des deux côtés, soit qu'il existe du côté paralysé et pas de l'autre, soit qu'il existe du côté sain et qu'il n'existe pas du côté paralysé, dans tous les cas, le bourdonnement n'est jamais en rapport avec la circulation sanguine. En effet, si le bourdonnement est entièrement supprimé des deux côtés, le pouls est distinct, souvent normal, souvent fébrile, et la circulation est normale. Si le bourdonnement existe d'un côté et n'existe pas de l'autre, le nombre des pulsations qui existent d'un côté est égal à celui qui existe de l'autre côté, et le cœur, qui lance l'ondée sanguine à travers l'aorte, la répartit aussi bien du côté droit que du côté gauche. Enfin, dans cette série d'observations, on observe des cas, soit des deux côtés, soit d'un seul côté, dans lesquels le bourdonnement, d'abord très-distinct, baisse et disparaît. Je n'ai jamais remarqué que la circulation, dans ces cas, fût d'abord irrégulière, puis intermittente, et enfin qu'elle fût insensible.

Deuxième catégorie d'observations. — Ici, nous ne trouvons pas une seule exception à ce fait général, que chez un homme frappé d'hémorrhagie cérébrale avec hémiplégie, et survivant plus ou moins longtemps, le bourdonnement est supprimé, diminué, affaibli du côté paralysé et conservé à l'état normal, souvent même avec exagération, du côté opposé. Avons-nous jamais observé une diminution, soit dans le nombre des pulsations, soit dans la force du pouls des deux côtés du corps? Jamais!

Donc le bourdonnement n'est pas du tout en rapport, et dans aucun cas, avec la circulation sanguine.

3° *Le bourdonnement n'est pas un bruit qui puisse être attribué à la chaleur animale.*

Première catégorie d'observations. — *a.* Le bourdonnement peut subir des variations très-grandes.

b. Nous l'avons vu absent des extrémités digitales pendant toute la durée de la vie; la chaleur thermométrique a toujours été uniforme et assez élevée aux mains.

c. Nous l'avons vu absent du côté non paralysé et persistant de l'autre, et le thermomètre a indiqué une égale température d'un côté et de l'autre.

d. Nous avons vu le bourdonnement très-fort baisser et disparaître immédiatement, et la chaleur animale persister uniformément égale.

e. Nous avons vu le bourdonnement absent du côté paralysé et très-fort de l'autre côté, et la température de l'aisselle des deux côtés était égale.

Deuxième catégorie d'observations. — Si le bourdonnement subit dans ces cas une loi qui est uniforme, celle de baisser, de se supprimer du côté paralysé, et de persister de l'autre, la température du corps des deux côtés ne subit pas de variation : elle est égale des deux côtés.

Donc la chaleur animale ne peut avoir aucun rapport avec la manière d'être du bourdonnement.

Troisième catégorie d'observations. — *a.* Nous trouvons la chaleur animale aussi forte et moins forte à la tête que sous les aisselles, à la région précordiale, et nous avons toujours noté une différence notable entre la force du bourdonnement à la voûte crânienne et les autres régions du corps.

b. Nous avons remarqué un cas où il y avait absence totale de bourdonnement à la surface du corps, et non de la chaleur animale, qui a persisté quelque temps.

c. Enfin, nous avons rapporté l'observation d'un homme qui, après la mort, a présenté l'intermittence du bourdonnement d'un côté, et son absence de l'autre. Il n'y a pas eu de variations pour la chaleur animale.

4° *La dynamoscopie peut éclairer le diagnostic de l'hémorrhagie cérébrale.*

Après la mort, l'auscultation dynamoscopique nous montre que le bourdonnement varie d'intensité suivant les points où l'hémorrhagie présumée s'est faite. C'est ainsi que le bourdonnement est très-fort à la voûte crânienne dans trois cas de mort subite que j'ai rapportés, et que je n'hésite pas, malgré l'absence d'observation autopsique, à ranger dans les cas d'hémorrhagie cérébrale foudroyante. J'ai relaté un cas de mort subite ne se rapportant pas à l'hémorrhagie cérébrale; mais je l'ai relaté dans le but de montrer les résultats de la dynamoscopie, et pour indiquer que l'on pouvait faire ainsi un diagnostic après la mort, ce qui était impossible jusqu'à présent sans la nécropsie. D'après les données dynamoscopiques, le sujet dont je parle ne serait pas mort d'une rupture vasculaire, car le point où elle se serait faite aurait été distingué par le dynamoscope; il faut donc rattacher ce cas à une disparition instantanée de la vie, et c'est le seul cas véritable que je connaisse de mort subite. La dynamoscopie retarde, comme on le voit, les limites de la vie, et permet, après l'arrêt de la respiration, de la circulation, de porter un jugement sur ce qui s'est passé de grave pour rompre l'équilibre de l'organisme, et cela parce que la vie entière n'est pas éteinte. J'ai été appelé au mois de novembre 1858 à donner des soins à un homme âgé de cinquante ans, dans la famille duquel l'hémorrhagie cérébrale est héréditaire : son père, son frère et sa sœur sont morts ainsi. M. D... éprouve des frissons et sent de la difficulté à parler; il souffre de la tête. Du reste, M. D... peut marcher; il me donne les deux mains, qui obéissent à sa volonté, et il peut me serrer indistinctement soit avec l'une, soit avec l'autre main. L'observation dynamoscopique prouve qu'il y a absence totale de bourdonnement du côté droit et persistance de l'autre côté. Attribuant cela à une congestion cérébrale, je pratiquai une large émission sanguine, et après cette perte de sang j'écoutai à l'extrémité digitale : le bourdonnement était rétabli du côté où il avait disparu et était aussi fort que du côté opposé. Je me félicitai, grâce au dynamoscope, d'avoir évité une hémorrhagie cérébrale. Il n'en fut pas ainsi, car le lendemain on vint me chercher, parce que M. D... était frappé d'une paralysie du côté droit. Tout ce que la dynamoscopie a pu éviter, c'est la mort.

5° *La dynamoscopie éclaire singulièrement le pronostic de l'hémorrhagie cérébrale.* — En général il est sage de ne porter un jugement que pendant les vingt-quatre heures qui suivent l'attaque. Dans la première catégorie de faits, le pronostic ne reste pas douteux, grâce à l'intervention du dynamoscope; c'est ainsi que, dans le cas où le bourdonnement est absent à l'extrémité digitale pendant tout le temps de la durée de la respiration et de la circulation, la mort arrive bientôt dans les troisième, quatrième ou cinquième jours.

Dans le cas où le bourdonnement présente du côté non paralysé des variations d'intensité et de disparition, tandis qu'il est absent du côté paralysé, il est presque certain que la mort ne se fera pas attendre, surtout si l'absence du bourdonnement du côté sain est beaucoup plus longue que sa présence.

Les variations dans le bourdonnement, quelles qu'elles soient du reste, indiquent une très-grande gravité, mais ne sont pas un signe certain de mort.

Dans la deuxième catégorie, où il y a survivance après une attaque, on trouve toujours du côté sain un bourdonnement distinct, presque tout à fait normal.

Enfin, dans la troisième catégorie, la cessation de la respiration et la cessation de la circulation n'indiquent pas la mort; il faut attendre que le bourdonnement ait cessé sur toute la surface du corps; et ici nous voyons seulement un cas de mort subite, mort qu'on ne peut attribuer à l'hémorrhagie cérébrale. La mort foudroyante a lieu dans ce cas et n'a pas lieu dans les trois autres.

6° *La dynamoscopie peut éclairer le traitement.* — Dans la première catégorie d'observations, la dynamoscopie apprend que jusqu'à présent la saignée est inutile, aussi bien que tout autre traitement.

Dans la deuxième catégorie, la dynamoscopie donne la confiance que toute espèce de traitement peut avoir des chances de réussite.

La saignée pratiquée à M. D..., dont nous avons rapporté l'observation, n'empêcha pas l'hémorrhagie de se déclarer vingt-quatre heures après.

Dans la troisième catégorie, la dynamoscopie apprend que l'on doit faire des tentatives de traitement, alors même que la respiration et la circulation sont inappréciables.

Ainsi la dynamoscopie viendrait prouver que les praticiens qui rejettent la saignée comme moyen curatif dans l'hémorrhagie cérébrale ont autant de raison que ceux qui la conseillent.

Il restera toujours une conséquence heureuse dans le traitement de l'hémorrhagie cérébrale au point de vue de la dynamoscopie : c'est que dans la deuxième catégorie de faits, lorsque le bourdonnement, qui n'existe pas du côté paralysé, est réveillé ou augmenté par l'électrisation des parties atteintes, il faut continuer ce moyen de traitement, parce qu'on peut en espérer le succès.

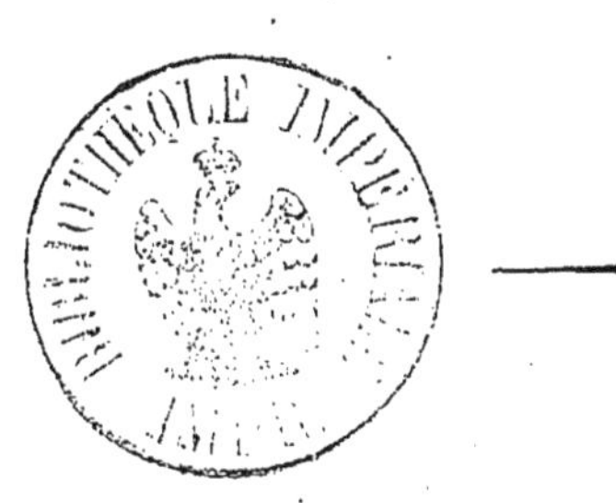

Paris. — Typographie de Henri Plon, imprimeur de l'Empereur, rue Garancière, 8.

www.ingramcontent.com/pod-product-compliance
Ingram Content Group UK Ltd.
Pitfield, Milton Keynes, MK11 3LW, UK
UKHW020406250726
13967UKWH00006B/2498